Zärtlichkeit und Intimität
bei schwerer Krankheit

Zärtlichkeit und Intimität
bei schwerer Krankheit

Sabine Wöger

Zärtlichkeit und Intimität
bei schwerer Krankheit

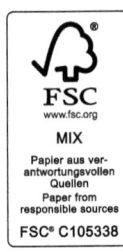

Bibliografische Information der Deutschen
Nationalbiblio-thek: Die Deutsche Nationalbibliothek
verzeichnet diese Publikation in der Deutschen
Nationalbibliografie; detail-lierte bibliografische Daten
sind im Internet über
http://dnb.dnb.de abrufbar.
© 2022 Sabine Wöger
Illustration: Sabine Wöger
Veröffentlichung: Wolfgang Wöger
Herstellung und Verlag: BoD – Books on Demand,
Norderstedt
ISBN: 978-3-7557-4795-6

„Die Zärtlichkeit ist keineswegs [...] eine Sublimierung des Sexualtriebes, sie ist vielmehr unmittelbarer Ausdruck der Nächstenliebe und kommt sowohl in körperlichen wie auch in nicht-körperlichen Formen der Liebe vor."

(Fromm, 2008, S. 68)

Inhalt

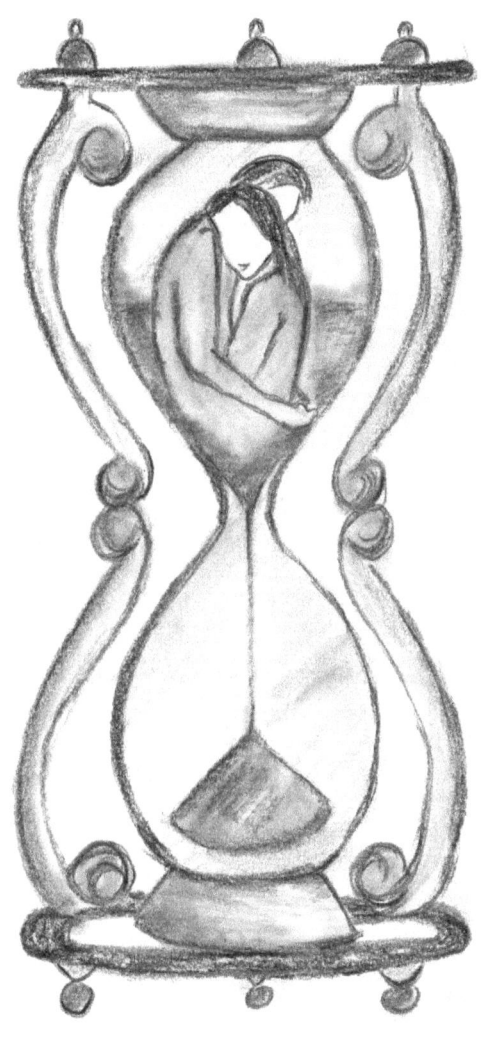

Liebe Lesende dieses Büchleins,

das Bedürfnis nach partnerschaftlicher Zärtlichkeit und Intimität wird auch dann verspürt, wenn Menschen schwer erkrankt sind und sie erhebliche Einbußen des Sexuallebens und -verhaltens, und somit der Lebensqualität, erfahren. Gemäß meiner Erfahrung wird diese Thematik seitens der Erkrankten, ihren Partner*innen und ebenso der Betreuenden durchweg tabuisiert, obwohl erotische und sexuelle Empfindungen auch in den Tagen der Krankheit heilsam auf Körper und Psyche wirken. In diesem Büchlein wird zunächst auf frühkindlich geprägte Bindungsstile und sozialisationsbedingte Prägungen eingegangen, da sie einen wesentlichen Einfluss auf den späteren Umgang mit krankheitsbedingten Herausforderungen in der Paarbeziehung haben. Einige Krankheitsbilder, die mit sexuellen Störungen einhergehen, werden dargelegt, und Betroffene kommen zu Wort. Die wertvollen psychotherapeutischen Zugänge von Viktor Frankl und Erich Fromm, sie verstehen die Sexualität als *eine* von mehreren Ausdrucksformen der Liebe und rücken andere Dimensionen in den Vordergrund, werden erläutert. Bevor ein Auszug verfügbarer medikamentöser und mechanischer Hilfsmittel beschrieben wird, werden Wege zur Ermöglichung von Intimität, auch im stationären Kontext, aufgezeigt. Das Büchlein richtet sich an Betroffene und an Betreuende von Schwerkranken gleichermaßen. Es hat vor allem eines zum Ziel: die Tabuisierung dieses Themas aufzuheben, um offen und wahrhaftig darüber zu reden.

Sabina Nöger

Pucking, im Februar 2022

Der Einfluss resilienter Faktoren auf den Umgang mit Krankheit

Der Wunsch nach Bindung ist ein biologisch determiniertes Grundbedürfnis, das über die gesamte Lebensspanne hinweg von zentraler Bedeutung für die Bewältigung von Krisen und Herausforderungen ist. Je nachdem, wie sehr in einem Menschen das innerseelische Ressourcenpotenzial in den ersten Lebensjahren und im Laufe der späteren Sozialisation ausgebildet wurde, kann er ein Leben ohne Sexualleben eher akzeptieren und eine überwiegend lebensbejahende Haltung den krankheitsbedingten Umständen zum Trotz einnehmen. Das Gefühl von Sicherheit wird durch einen feinfühligen zwischenmenschlichen Kontakt vermittelt. Auf Basis von Bindungserfahrungen im frühen Lebensalter werden innere (mentale) Arbeitsmodelle ausgebildet, die der Person später als Ressource im Umgang mit Krisen und Herausforderungen, beispielsweise bei schwerer Erkrankung, zur Verfügung stehen. Beschrieben werden vier Modelle der Bindung: sicher gebundene Personen, unsicher-vermeidend gebundene, unsicher-ambivalent und desorganisiert gebundene Personen mit unverarbeiteten Traumatisierungen (Mauer et al., 2014, S. 70–72). Der Kinderpsychiater und Bindungsforscher John Bowlby (1999, S. 22) geht davon aus, dass das sogenannte „Bindungsverhaltenssystem" und zugleich Steuerungssystem, in Analogie zur physiologischen Homöostase, auch in der Beziehung einer Person zu ihrer Bindungsfigur aufrechterhalten wird und nur in spezifischen Kontexten effektiv wirksam werden kann. Demnach, so Bowlby (1999, S. 23), kann das Fehlen oder eine misslungene Reaktion einer Bezugsperson zu einer traumatischen Reaktion führen. Die Kinder, die erfolgreich Nähe zu ihrer Bindungsperson herstellen können, entwickeln andere Arbeitsmodelle als jene, deren Bemühungen erfolglos bleiben oder unvorhersehbar akzeptiert werden, so Fremmer-Bombik (1999, S. 112).

Was führt nun dazu, dass die einen Menschen eine überwiegend positive und zuversichtliche Haltung gegenüber dem Verlust des sexuellen Empfindens und/oder dem Unvermögen zur geschlechtlichen Vereinigung einnehmen können, die anderen hingegen eine verzweifelte und depressive Grundstimmung aufweisen? Hierzu sei die Bedeutung der Ausbildung einer seelischen Widerstandskraft, die als „Resilienz" bezeichnet wird, genannt. Voraussetzend für die Ausbildung von resilienten Eigenschaften, etwa einer positiven Lebenseinstellung und ein gestal-

tender Umgang mit herausfordernden Lebensla-
gen, ist die Erfahrung einer verlässlichen und
beständigen Bindung zu einer Person. Falls einer
Person diese Erfahrungen in der Kindheit ver-
wehrt blieben, kann Resilienz auch noch im späteren Leben nachreifen. Erleben Menschen *„ziel-
korrigierende Partnerschaften"* (Bowlby, 1973,
S. 105), können die früh erworbenen und negati-
ven Folgen von Bindungserfahrungen gewissermaßen überschrieben werden. Beispielsweise
könnte Resilienz auch im Zuge einer über mehrere Jahre hinweg andauernden Gesprächspsycho-
therapie nachreifen. Hierfür ist es also nie zu
spät! Beziehungsaufbau und -pflege erwirken
immer einen Zuwachs des Gefühls: „Es ist gut,
dass es mich gibt", unabhängig davon, ob ein
Mensch noch sexuell aktiv sein kann oder nicht.

Erkrankungen, Therapien und Auswirkungen auf die Sexualität

Erkrankungen des Mannes – einige Beispiele

Palliative Erkrankungen, etwa die operative Entfernung von Geschlechtsteilen im Zuge einer Krebserkrankung, Verwachsungen im Beckenbereich oder die Nebenwirkungen einer Strahlentherapie, haben Störungen des Sexuallebens zur Folge und bedeuten eine große Einbuße an Lebensqualität. Ferner erfahren die Erkrankten eine Beeinträchtigung des Empfindens der eigenen Körperintegrität, Attraktivität und erotischen Anziehungskraft auf den*die Partner*in.

Männer mit Peniskarzinom befürchten die Notwendigkeit einer partiellen oder radikalen Penektomie. Manchen Männern ist nach einer teilweisen Penisamputation, bei dieser wird das distale Glied mitsamt der Eichel entfernt, noch ein Koitus und eine Ejakulation möglich. Eine Strahlentherapie kann in der Leistengegend eine vorübergehende Ödembildung auslösen. Als Spätfolge kann es zur Fibrosierung des Schwellkörpergewebes kommen, was eine ausreichende Blutfülle in den Schwellkörpern und die Erektion verhindern würde. Eine häufig auftretende Tumorart bei jungen Männern ist der Hodentumor.

Der drastische Abfall des Testosteronspiegels nach beidseitiger Entfernung der Keimdrüsen führt aufgrund der Durchtrennung der sympathischen Nervenfasern im Zuge der Lymphknotendissektion zur sexuellen Lustlosigkeit. Ist zudem eine radikale retroperitoneale Lymphadenektomie unumgänglich, kommt es bei 70 bis 100 % der Patienten zu einem irreparablen Verlust der Ejakulationsfähigkeit. Ist eine einseitige Lymphadenektomie verantwortbar und kann ein Samenstrang saniert und geschont werden, sind „nur" etwa 20 bis 40 % der Betroffenen mit einem Ejakulationsverlust konfrontiert. Schäden an den Keimzellen im Zuge einer Chemotherapie sind in der Regel reversibel, wobei eine Regeneration der Gonadenfunktion bei etwa 50 bis 70 % der Männer in einem Zeitraum von einem Jahr bis zu fünf Jahren zu erwarten ist (Zettl, 2000, S. 61–64).

Die Mehrheit der Patienten verliert nach der radikalen Entfernung der Prostata die Fähigkeit, eine Erektion und einen Orgasmus herbeizuführen. Bei etwa 10 bis 15 % kehrt die Erektionsfähigkeit durch die Regeneration des Nervus cavernosum in einem Zeitraum zwischen sechs und acht Monaten zurück. Um diese spontane Regeneration zu unterstützen, wird eine frühe Behandlung mit der Schwellkörper-

Autoinjektions-Therapie empfohlen. Die nervenschonende Entfernung der Prostata verhindert das Risiko einer postoperativ auftretenden Erektionsstörung. Dennoch bleibt das Risiko schwer abschätzbar (Zettl, 2000, S. 66–67).

Das Blasenkarzinom wird je nach Größe und Ausdehnung behandelt. Es erfolgt entweder eine lokale Abtragung durch die Harnröhre oder die Blase wird, so dies unumgänglich ist, teilweise oder vollständig entfernt. Falls bereits präoperativ eine Strahlen- oder Chemotherapie durchgeführt werden muss, führt bereits dies bei den meisten Betroffenen zu einer Einschränkung der Sexualität. Die vollständige Entfernung der Blase ist mit der Entfernung der Prostata, der oberen Harnröhre, der Samenblase und den umliegenden Lymphknoten verbunden. Dieser Eingriff wiederum verursacht den vollständigen Verlust der Erektionsfähigkeit (Zettl & Hartlapp, 2008, S. 78–79).

Erkrankungen der Frau – einige Beispiele

Brustkrebs ist die häufigste Krebserkrankung der Frau, nicht jedoch die gefährlichste Krebsart. Durch das Mammografie-Screening wird die tumorspezifische Mortalität gesenkt. Eine Vielzahl der Brustkrebspatientinnen, das mittlere Erkrankungsalter liegt bei etwa 64 Jahren, kann brusterhaltend operiert werden (DKG, 2021, o. S.). Der Therapieanspruch ist kurativ im lokal begrenzten, im lokal fortgeschrittenen und im lokal rezidivierten Stadium; die Therapie ist in diesen Krankheitsstadien multimodal. Neben der Operation umfasst sie die Bestrahlung und die medikamentöse Behandlung mit Einsatz von antihormonell, zytostatisch, gezielt und osteoprotektiv wirksamen Arzneimitteln. Im metastasierten Stadium ist der Therapieanspruch palliativ. Durch die Fortschritte in der Diagnostik und Therapie ist die krebsspezifische Mortalität in den letzten Jahren kontinuierlich gesunken. Die relative 5-Jahres-Überlebensrate aller Patientinnen liegt bei 87 %, bei betroffenen Frauen mit lokal begrenzten Stadien liegt sie deutlich höher (Onkopedia, 2018, o. S.).

Durch die bei einer Brustamputation unvermeidliche Durchtrennung von Nervenbahnen treten oftmals postoperativ Wund- und Narbenschmerzen auf und es kann zu einer vorübergehenden oder dauerhaften Überempfindlichkeit oder Taubheit der betroffenen Hautbezirke kommen. In seltenen Fällen kann es zu Phantomschmerzen kommen, die Brust wird schmerzhaft wahrgenommen, obwohl sie nicht mehr vorhanden ist (Zettl, 2000, S. 49). Nach einer Mastektomie besteht die Möglichkeit der Brustrekonstruktion mit Implantaten, Eigengewebe oder einer Kombination aus beiden Methoden (Deutsche Krebshilfe, 2014, S. 9). Eine Chemotherapie bei jungen Frauen mit Brustkrebs kann zu einer starken Beeinträchtigung der Ovarialfunktion und zu einer Amenorrhoe führen, was für Frauen mit Brustkrebs vor der Menopause sehr belastend ist, falls sie noch einen Kinderwunsch hegen. Im Allgemeinen ist eine Hormonbehandlung nebenwirkungsärmer als eine Chemotherapie. Die Hormonbehandlung kann zu Symptomen führen, die typisch für die Wechseljahre sind, etwa Hitzewallungen, Schwitzen, Trockenheit der Scheide und Schmerzen beim Einführen des erigierten Penis. Gelegentlich kann es zu Schlafstörungen, Depressionen und zu einem teilweisen oder vollständigen Verlust der Libido kommen (Leitlinienprogramm Onkologie, 2018, S. 286–287).

Das Erleben der Betroffenen

„Scham ist ein mit Angstempfindungen und Selbstzweifeln verbundenes Gefühl."
(Hillmann, 1994, S. 755)

Einen höchst einfühlsamen und achtsamen Umgang benötigen beispielsweise jene Menschen, die sich wegen einer körperlichen Entstellung schämen. Begleitet wird die Scham von der Angst, *„Achtung, Wertschätzung und Liebe von Mitmenschen zu verlieren, Missbilligung und negative Beurteilung hervorzurufen und eventuell sogar degradiert zu werden"* (Hillmann, 1994, S. 755). Aus Scham über eine Erkrankung an intimen Körperregionen und aus Angst vor deren Folgen lassen Personen trotz Leidensdruck tumoröse Veränderungen viel zu spät untersuchen. Jedoch steigt zwangsläufig mit der Krankheitsprogredienz die Intensität einer medizinischen Therapie bzw. die Radikalität eines operativen Eingriffs und die belastenden Auswirkungen auf die partnerschaftliche Sexualität nehmen zu. Folglich, so berichten viele Paare, geht auch die sexuelle Unbefangenheit weitgehend verloren.

Ich erinnere eine Patientin, die erst dann den Hausarzt konsultierte, als der jauchige Wundgeruch im Haus für die Familie unerträglich wurde. Nie zuvor hatte sie ihrem Ehemann den exulzerierenden, stark sezernierenden Brusttumor, der diesen jauchigen Geruch verströmte, gezeigt. Der Tumor überragte bereits bei der Erstinspektion durch einen Palliativmediziner das Hautniveau der Brust um 12 cm.

Ein 60-jähriger Patient berichtete nüchtern und sachlich über die Impotenz im Zuge einer Prostatektomie. Er hatte ein starkes Redebedürfnis und erhoffte Verständnis und Trost für seine verzweifelte Situation. Der Hodenschmerz eines anderen 50-jährigen Patienten intensivierte sich durch seinen seelischen Schmerz. Er trauerte, weil er beim Verkehr mit seiner Frau keinerlei Empfindungen mehr hatte, sondern das Glied sich wie ein ihm *nicht zugehöriges Organ"* anfühlte. *„Es"*, der Intimverkehr, funktionierte nur mechanisch mittels einer *„Betonspritze."* So bezeichnete er die Schwellkörper-Autoinjektions-Therapie zur Stimulierung der Erektion. Zudem äußerte er Unverständnis darüber, dass er nicht umfassend über die Auswirkungen der Operation auf das Sexualleben informiert worden sei. Er war erschüttert, *„dass es bei der Ejakulation nur noch pfiff."* Dieser Patient erfuhr einen *„totalen Schmerz."* Die Ärztin und Begründerin der modernen Hospizbewegung, Cicely Saunders, beschrieb die Komplexität des Schmerzes durch das Zusammenwirken von vier Schmerzkomponenten. Demnach hat Schmerz körperliche, emotionale, soziale und spirituelle Anteile. Das Schmerzerleben eines Menschen unterliegt kulturellen Einflüssen und individuellen Attitüden, die Vorerfahrungen mit Leid- und Schmerzerfahrung anbelangend. Schmerz liegt in der Sphäre der subjektiven Erfahrung und kann von Außenstehenden nur indirekt wahrgenommen werden. Wird Schmerzerleichterung intendiert, ist ein ganzheitliches Verständnis dieses komplexen Phänomens, ein mehrdimensionaler und somit interdisziplinärer Behandlungspfad vonnöten (Saunders, 1993, S. 42). Der rote Faden seines Lebensgefühls lautete: *„Natürlich bin ich es, der das Pech hat"*, und er übertrug diese Haltung in seine aktuelle Situation: *„Na klar hat es mich erwischt. Ich wurde verpfuscht."* Ein anderer Mann empfand es als *„abartig"* und *„für seine Partnerin unzumutbar"*, dass beim Samenerguss Urin ausfloss, obwohl er vor dem Sexualakt die Blase entleert hatte. Bedauerlicherweise wurde auch er nicht über diese schwere Operationsfolge im Vorfeld informiert und aufgeklärt.

So sehr ein Teil der Schwerkranken und deren Partner*innen unter den Auswirkungen von Therapien und Operationen auf die partnerschaftliche Intimität leiden, so erfahren doch ebenso andere einen geringen oder keinen Leidensdruck. Der gesellschaftliche Kontext, in dem Menschen aufwachsen, prägt den späteren Umgang mit Herausforderungen und ebenso das Sexualerleben und -verhalten.

Ist eine Person in einem Umfeld aufgewachsen, in dem Liebe und Begehren als Verwirrung der Gefühle betrachtet und „Fleischeslust" verachtet wurde, kann sie mit hoher Wahrscheinlichkeit im Erwachsenenalter keine erfüllende Sexualität erfahren. Wurde der sexuellen Interaktion, etwa durch eine verstörende Vorbildwirkung der elterlichen Bezugspersonen, eine nachrangige oder zweckmäßige Bedeutung zugeschrieben, beispielsweise, dass Sexualität nur zum Zwecke der Fortpflanzung vonnöten sei, wird deren Verlust voraussichtlich nicht als schmerzvoll erfahren. Ist das Lustempfinden mit Attributen wie Triebhaftigkeit oder Zügellosigkeit behaftet und gibt es auch kein sexuelles Verlangen, geht der Verlust von primären und sekundären Geschlechtsmerkmalen mitunter mit einem eher geringen Leidensdruck einher. Die elterlichen Vorbilder, ebenso Lehrende oder andere die Sozialisation begleitende Personen, können die eigene Liebesfähigkeit lähmen oder beflügeln. Eine Frau im Alter von 40 Jahren, sie war alleinlebend, pflegte keine intimen Kontakte und investierte Lebenszeit und -energie ausschließlich in ihre berufliche Tätigkeit. Für die Beziehungsarbeit fand sie keine Zeit, weder zu einem Partner noch zu sich selbst. Umso mehr trauerte sie nach der Entfernung der Brust immens über die *„zerstörte Weiblichkeit."* Ihr war zuvor nicht bewusst gewesen, wie bedeutsam die Brust für ihr Erleben als Frau war.

Liebe aus Sicht von Frankl und Fromm

Viktor Frankl, 1905–1997, der Begründer der Logotherapie, beschrieb die Liebe als ein zutiefst anthropologisches Phänomen und die Sexualität als eine ihrer Ausdrucksformen. Indem sich der Mensch einer anderen Person ganz hingibt und sich selbst dabei übersieht und vergisst, transzendiert er die menschliche Existenz. Im Unterschied zur bloßen Begegnung zweier Menschen vermag die Liebe einen anderen nicht nur in seiner Menschlichkeit zu erfassen, sondern darüber hinaus in seiner Einmaligkeit und Einzigartigkeit und somit in seinem Person-Sein (Frankl, 1985, S. 92). In der Liebe wird ein Du erfasst und als solches in ein anderes Ich aufgenommen. Ohne etwas geleistet zu haben, wird die geliebte Person für eine andere unvertretbar und unersetzlich. Liebe, so Frankl, ist kein Verdienst, sondern *„Gnade"* und *„Zauber"* (Frankl, 1946, S. 102). Die Liebe erhöht gar den Menschen in seiner Resonanz auf diesen Wert. Gar erfahren Liebende in ihrer Hingegebenheit eine innere Bereicherung, die weit über ein Du hinausgeht und ein *„Wertall"* (ebd., S. 102) erschließt: *„Der ganze Kosmos wird für ihn weiter und tiefer an Werthaftigkeit, er erglänzt in den Strahlen jener Werte, die erst der Liebende sieht."* Liebe macht also nicht blind, sondern sehend im Sinne von *„wertsichtig"* (ebd., S. 103).

Die Person in ihrer Mehrdimensionalität: Körper – Seele – Geist

Viktor Frankl definierte eine dreidimensionale Personenstruktur des Menschen, bei der sich die einzelnen Dimensionen in den Einstellungen eines Menschen zum geliebten Du widerspiegeln. Die körperliche Dimension fördert die primitivste Einstellung zutage, wonach ein sexueller Reiz auf eine Person zur Aktivierung des Sexualtriebes führt. In der psychischen Dimension dringt die*der Begehrende zum seelischen Gefüge eines Menschen vor, ohne dabei vom Sexualtrieb diktiert zu werden. Durch die körperlichen Eigenschaften erfährt der Mensch sexuelle Erregung durch die einzigartige Psyche des Gegenübers. In der dritten und höchsten Dimension wird die Liebe durch die Geistigkeit erfahren. Dabei ist die Person in ihrer geistigen Tiefe von der Körperlichkeit und dem Seelischen der*des anderen und von deren*dessen personalem Kern berührt. Diese Form der Liebe meint das Eingestelltsein auf die geistige Person des geliebten Menschen und das mit ihr In-Beziehung-Treten. Während einer sexuell ausgerichteten oder verliebten Person ein körperliches Merkmal einer anderen Person, das sie „*hat*", besonders gut gefällt, liebt der*die Liebende die*den anderen, weil sie*er „*ist*" (Frankl, 1946, S. 103). „*Echte Liebe bleibt als eine geistige Beziehung zum Geistigen des Andern, als ein Ansichtigwerden eines Du in dessen So-und-nicht-anders-sein, von jener Vergänglichkeit verschont, von der die bloßen Zuständlichkeiten körperlicher Sexualität oder seelischer Erotik betroffen sind* […]. *Liebe ist ein intentionaler Akt. Was in ihr intendiert wird, ist das So-sein eines anderen Menschen* […] (ebd., S. 105). Echte Liebe meint also die unmittelbare Beziehung zu dem Geistigen in der*dem Partner*in, in seiner Einzigartigkeit und Einmaligkeit, weshalb sie die letztmögliche Form von Partner*innenschaft überhaupt ist, ungeachtet dessen, ob die Funktion der Sexualorgane noch vorhanden ist (Frankl, 1946, S. 103). Überdies ist die geistige Liebe zu einer Person unvertretbar, unersetzbar und von Dauer. Während ein körperlicher Zustand vergeht, der Sexualtrieb schwindet durch die sexuelle Befriedigung und die Verliebtheit ist von kurzer Dauer, bleibt die geistige Liebe von der Vergänglichkeit verschont (ebd., S. 105). Gewiss nimmt der Tod das Dasein des geliebten Menschen aus dem irdischen Leben, nicht jedoch sein So-sein, denn dieses ist zeitlos und unvergänglich.

Die Sexualität erfährt dann Entmenschlichung, wenn sie als bloßes Mittel zum Zweck des Lustgewinns missbraucht wird, und ebenso, wenn sie als bloßes Mittel der Fortpflanzung betrachtet wird (Frankl, 1985, S. 94). Sofern die Sexualität *„nicht isoliert und desintegriert"* wird, indem sie *„aus der Liebe herausgebrochen und dadurch dehumanisiert wird"* (ebd., S. 93), würde dies eine Optimierung des sexuellen Genusses mit sich bringen.

Erich Fromm und seine Gedanken über die Liebe

Es gibt Paare, bei denen ein*e Partner*in den krankheitsbedingten Verlust der gewohnten Sexualität nicht akzeptieren kann und es zur Auflösung der Paarbeziehung kommt. Hierzu soll der Psychoanalytiker und Philosoph Erich Fromm, 1900–1980, zu Wort kommen: *„Da das sexuelle Begehren von den meisten mit der Idee der Liebe in Verbindung gebracht wird, werden sie leicht zu dem Irrtum verführt, sie liebten einander, wenn sie sich körperlich begehren […]. Die sexuelle Anziehung erzeugt für den Augenblick die Illusion der Einheit, aber ohne Liebe lässt diese ‚Vereinigung' Fremde einander ebenso fremd bleiben, wie sie es vorher waren. Manchmal schämen sie sich dann voreinander, oder sie hassen sich sogar, weil sie, wenn die Illusion vo-*

*rüber ist, ihre Fremdheit nur noch deutlicher empfin-
den als zuvor"* (Fromm, 2008, S. 68).

Zärtlichkeit ist keineswegs eine Sublimierung des Sexualtriebes. Vielmehr ist sie Ausdruck *„unmittelbarer Nächstenliebe"* (ebd.) und kommt sowohl in körperlicher als auch in nicht-körperlicher Weise zum Ausdruck. Im Gegensatz zur Mutter- und Nächstenliebe ist die erotische Liebe exklusiv und etwas Einzigartiges zwischen zwei Personen. Sie ist am starken Wunsch er-kennbar, sich mit einer anderen Person zu verei-nen, was über den körperlichen Ausdruck und ebenso auf geistigem Wege möglich ist. Liebe hat nicht ausschließlich oder vorrangig den Ge-schlechtsverkehr zum Ziel. Liebe versucht, die*den andere*n in ihrem*seinem Innersten zu erfahren, um ihr*ihm aus dem eigenen Wesen heraus die eigene Liebe zu schenken. Das innige Beisammensein lebt ebenso von zärtlichen kör-perlichen Zuwendungen wie Umarmungen, das Einander-in-den-Armen-Wiegen, Streicheln, Küssen oder liebevolles Salben mit wohlduften-den Lotionen. Die zärtliche Liebe wird dann spürbar, wenn die Hand der*des einen auf dem Brustkorb der*des anderen ruht, um gegenseitig die innige Zugewandtheit und den Atem des Lebens zu spüren. Das Hormon Oxytocin, das bei Zärtlichkeit ausgeschüttet wird, verleiht Gefühle von Geborgenheit und Bindung. Nachweislich senkt sich die körperliche Spannung. Die Liebe lebt vom Aufgehen in den Augen-Blicken der*des anderen, vom dankbaren einander Zunicken, wenn eine*r zur*zum anderen etwas Liebes sagt und von Gesten als Ausdruck gegenseitigen Einverständnisses. Nicht nur die intimen Zonen, sondern der ganze Körper vermag Sinnlichkeit zu schenken und zu empfangen. Wurde Intimität bislang in dieser Weise kaum oder nie gelebt, braucht es wohl etwas Zeit, um diese anderen körperlichen Begegnungsformen zulassen zu können. Patient*innen und deren Partner*innen erzählen mir, dass sie Erfahrungen tiefer emotionaler und geistiger Verbundenheit mit transzendentem Charakter machen und ganz darin aufgehen können, obwohl eine sexuelle Vereinigung nicht mehr möglich ist. Das gemeinsame sich Hingeben, Loslassen und dabei Halt und Geborgenheit durch das bedingungslose „Ja" des geliebten Gegenübers zu empfangen, ist nicht an die Funktionalität der Geschlechtsorgane oder an den Vollzug des Geschlechtsaktes gebunden.

„So kann er mich nicht begehren"

Die 42-jährige Patientin Margit hatte einen ausgeprägten Aszites und antwortete resigniert auf die Frage, ob sie die intime Nähe zu ihrem Ehepartner lebt bzw. leben möchte und auf der Palliativstation ein absperrbares Doppelzimmer beziehen möchte: *„Ich sehe aus wie ein Fass. Neben dieser Wampe* (sie meinte den voluminösen Bauch) *hat mein Mann keinen Platz in meinem Bett. So kann er mich nicht begehren. Doch eigentlich ersehne ich nichts mehr, als mit ihm Sex zu haben. Aber das ist nun vorbei.“* Margits Partner entgegnete darauf mit einem Lächeln: *„Aber sieh dir doch mal meine Wampe an!“* Für Margit war es wichtig, zu hinterfragen, ob sie emotional gerade auf frühere verinnerlichte Erfahrungen reagierte, die mit der aktuellen Situation möglicherweise nur am Rande oder gar nichts zu tun hatten. Es galt für Margit, zu prüfen, ob ihr Partner wirklich nur die *„Wampe“* sah oder ob er ehrlich daran interessiert war, mit ihr Zärtlichkeiten als Ausdruck gegenseitiger Liebe auszutauschen. Vieles hängt davon ab, welche Prägungen und unbewussten Glaubenssätze wir in uns tragen und wie wir das Verhalten der*des anderen interpretieren. So, wie positive Einstellungen das Selbstwertgefühl stärken, führen ebenso negative zur Selbstabwertung. Falsche oder überhöhte Erwartungen an die eigene Person oder an den geliebten Menschen führen überdies zu Frustration und Eintrübung des Selbstwertgefühls auf beiden Seiten.

Deautomatisierung und metakognitives Gewahrsein

Buddha wusste schon vor 2.500 Jahren, dass Achtsamkeit der Weg ist, um Kummer und Klage, Trübsal und Schmerz zu überwinden. Sich den eigenen Körperempfindungen zuzuwenden, etwa indem man für die Dauer eines ganzen Einatmens und für die Dauer eines ganzen Ausatmens bei sich bleibt, führt zu mehr innerer Achtsamkeit, sonach zu mehr Feingefühl, Konzentration und Offenheit für Neues. Achtsamkeit beschreibt einen Weg, um in sich etwas zu entdecken, beispielhaft die Zuneigung und Bewunderung für einen geliebten Menschen. Achtsamkeit hilft, in einem Prozess innezuhalten und bei einem Erleben zu verweilen, ohne es zu bewerten, ohne gleich eine Entscheidung zu treffen oder zu handeln. Im Zuge einer Deautomatisierung, das ist eine Achtsamkeitsübung, werden automatisierte Gedanken- und Gefühlsabläufe unterbrochen und die Auflösung der Identifizierung mit ihnen wird intendiert. In der kognitiven Verhaltenstherapie findet sich auch der Begriff des „metakognitiven Gewahrseins". Hierbei werden negative Gedanken und Gefühle als vorübergehende Ereignisse angesehen statt als inhärente Aspekte des Selbst oder als unbedingt valide Spiegelung der Realität (Harrer & Weiss, 2016, S. 112–113). Gewissermaßen wird der Verstand zugunsten der Wahrnehmung der einer Situation zugrunde liegenden Lebens(auf)gabe entmachtet.

Hilfestellungen zur Ermöglichung der Paarintimität

Die Notwendigkeit der Enttabuisierung

Die Betroffenen auf einen etwaigen schleichenden oder abrupten Verlust der Libido und der Fähigkeit zum Vollzug des Geschlechtsverkehrs vorzubereiten, ist bei Weitem noch nicht Teil von aufklärenden und den Krankheitsprozess begleitenden Gesprächen. Die Thematik der „Sexualität von palliativ Erkrankten" unterliegt selbst bei den Betreuenden weitgehend einer Tabuisierung, wobei selbst das Tabu tabuisiert wird, so scheint es mir. Gewiss ist die Art und Weise, ob und wie Fachpersonal die Thematik der Sexualität anspricht, von eigenen Einstellungen und Erfahrungen beeinflusst. Es bedarf daher zunächst einer Bewusstmachung der Bedeutung der Thematik seitens der Betreuenden, um mit den Erkrankten und deren Partner*innen zeitgerechte, informative und empathische Gespräche führen zu können. Gegebenenfalls erweisen sich Fortbildungen zur Thematik „Kommunikation über Sexualität Schwerkranker und deren Partner*innen" für Betreuende als hilfreich. Nur gut informierte Paare wissen das veränderte Sexualverhalten einzuordnen, ohne es als persönliche Zurückweisung zu interpretieren.

Einfühlsame Gespräche in ungestörter Atmosphäre

Im Sinne einer ganzheitlichen palliativen Begleitung obliegt das Thematisieren der zu erwartenden bzw. bestehenden eingeschränkten bzw. verunmöglichten Sexualität der Erkrankten den Betreuenden, da erfahrungsgemäß nur die allerwenigsten Patient*innen und Angehörigen von sich aus das Gespräch suchen. Erfahrungsgemäß erbitten Patient*innen erst dann Aufklärung, wenn sie bereits mit den Therapieauswirkungen auf die Sexualität konfrontiert sind. Eine bereits fundierte Vertrauensbasis zwischen dem Personal und den Erkrankten bzw. deren Partner*innen erleichtert das Führen einer solchen Unterredung. Eventuell sollte eine psychotherapeutische Begleitung dann in Erwägung gezogen werden, wenn bislang latente partnerschaftliche Konflikte an die Oberfläche drängen und ein klärender versöhnlicher Dialog vonnöten ist. Lang andauernde Partnerschaften sind auch von schmerzvollen schicksalhaften Krisen begleitet, und zugleich Vorboten eines Wandels. Die Gesprächsführung soll taktvoll, empathisch und wahrhaftig erfolgen, ansonsten kann der Verlust der bisher gemeinsam gelebten Intimität und der damit verbundenen Gefühle nicht betrauert werden. Die Paare brauchen zudem Trost. Ver-

Tröstung kommt einer Verharmlosung gleich und ist keinesfalls hilfreich!

Beide Partner dürfen (wieder) lernen, wie sehr offene Fragen die Kommunikation bereichern, beispielsweise die Frage: *„Wie kann ich heute gut zu dir sein?"* oder *„Wie fühlt es sich an, wenn ich dir den Rücken eincreme?"*

Erschwerend für diese Gespräche sensiblen Inhaltes erweist sich die Tatsache, dass in öffentlichen Einrichtungen wie Spitälern oder Alten- und Pflegeheimen tagsüber, auch nachts, eine Vielzahl an Menschen die Zimmer der Erkrankten betreten und das Anklopfen vor dem Betreten der Räumlichkeiten nicht überall selbstverständlich ist. Überdies müssen sich mehrere Patient*innen unterschiedlichen Lebensalters ein Kranken- und Badezimmer teilen. Zwischen den Betten kann zwar Sichtschutz durch Paravents gewährleistet werden, jedoch können die im Zimmer anwesenden Personen die Gespräche und Geräusche mitanhören, ob sie das wollen oder nicht. Es erklärt sich von selbst, dass es unter diesen Umständen kreative Wege braucht, um zeitliche und räumliche Nischen zu schaffen, sodass Menschen ihre partnerschaftliche und intime Nähe miteinander leben können. Eine Pflegekraft auf einer nephrologischen Abteilung ermöglichte es einem Paar, gemeinsam zu duschen. Anstatt die Körperpflege wie gewohnt am Vormittag durchzuführen, wurde diese auf den Nachmittag verlegt, da dann die Gattin des Patienten zu Besuch kam. Die Tür des Badezimmers blieb in dieser Zeit verschlossen. Der schwerkranke Mann und seine Frau entkleideten sich und genossen es, sich gegenseitig einzuseifen, abzutrocknen und einzucremen. Dem Patienten wurde ein bequemer Duschhocker mit Lehne bereitgestellt, um eine körperliche Überanstrengung zu vermeiden. Beide nahmen das Risiko in Kauf, dass der Erkrankte kollabieren und vom Duschhocker stürzen könnte. Sie lebten den Augenblick und gingen in ihm auf, ganz in ihrer Weise. Die Krankenschwester hielt sich in der Nähe des Badezimmers auf, um da zu sein, sollte das Paar ihre Hilfe benötigen. Sie erzählte, dass sie die beiden immer wieder herzhaft und laut lachen gehört habe.

Medikamentöse Hilfen

Nach einem beckenchirurgischen Eingriff sollte beim Mann ehestens innerhalb weniger Wochen nach der Operation eine medikamentöse Wiederaktivierung der Erektion versucht werden. Medikamente, die zweifellos die angenehmste Therapie der erektilen Dysfunktion darstellen und vor dem Geschlechtsverkehr einzunehmen sind, sind beispielsweise Cialis®, Levitra®, Spedra®, Viagra® (Selbsthilfegruppe Impotenz, o. J., o. S.).

Als Alternative bietet sich die Schwellkörper-Autoinjektions-Therapie, SKAT, an. Erektionsfördernde Substanzen werden direkt in den Penis injiziert. Dabei werden die arteriellen Blutgefäße geöffnet und der Blutrückfluss über die Venen im Schwellkörper vermindert. Mit einer dünnen Nadel wird das Medikament vor dem Koitus von dem Mann oder seiner*seinem Partner*in injiziert. Die Injektion erfolgt abwechselnd links oder rechts in die an der Penisbasis seitlich liegenden Schwellkörper (Zettl & Hartlapp, 2008, S. 121–122). Je nach Dosis kann dadurch eine Erektion für eine Stunde bis zwei Stunden erreicht werden (Österreichische ILCO, o. J., o. S.).

Innerhalb des Harnröhrensystems kann für die Erektionsförderung das Medikament MUSE® verabreicht werden. Das „Prostaglandin E1®" wird mithilfe eines Applikators in die Harnröhrenöffnung am Ende des Penis eingeführt. Durch das Drücken einer Taste am Applikator werden die Arzneikügelchen, die „Pellets", freigegeben. Eine Erektion entwickelt sich innerhalb von zehn Minuten und dauert zwischen 30 und 60 Minuten an. Der Vorteil dieser Behandlung liegt darin, dass keine Injektion erfolgen muss (Kim, 2021, o. S.).

Mechanische Hilfen zur Ermöglichung von Sexualität und sexuellem Erleben

Hartlapp, Mediziner am Klinikum Osnabrück, verweist auf eine Sorge von Menschen mit Stoma während der sexuellen Aktivitäten: „Es ist häufig so, dass der Partner Angst hat, er könnte seine Frau in irgendeiner Form verletzen. Dabei findet er sie ja weiter sexuell attraktiv. Es ist eher das Problem der Frau, dass sie sich nicht mehr als so sexuell attraktiv empfindet. Das ist aber nicht so! Darum: Mut [,] anzufangen! Sie muss ihm Mut machen! Dann traut er sich" (Hartlapp, o. J., o. S.). Für eine gewisse Zeit kann der Beutel eines künstlichen Darmausganges durch eine Stomakappe ersetzt werden.

Vibratoren dienen der Selbststimulation und stehen als Penisattrappe zur Verfügung. Vaginaldilatatoren erhöhen die Scheidenelastizität nach einer Strahlentherapie im Vaginalbereich.

Ein unzureichender arterieller Blutzufluss und/oder ein vermehrter venöser Rückfluss aus den Schwellkörpern haben häufig Erektionsstörungen zur Folge. Das in den USA entwickelte und nebenwirkungsarme „Erec-Aid-System", eine Vakuum-Erektionshilfe, ermöglicht durch das Einführen des Penis in einen Plexiglaszylinder, über dessen offenes Ende ein oder mehrere straffe Gummiringe gespannt werden, mittels Handpumpe ein Vakuum zu erzeugen. Dadurch strömt Blut in das Glied, wodurch die für den Geschlechtsverkehr notwendige Steifheit erzeugt wird. Ein Spannungsring aus Gummi, der „Penisring", verhindert ein Abfließen des Blutes. Der Spannungsring muss spätestens nach 30 Minuten abgenommen werden, um wieder die Durchblutung der Schwellkörper zu ermöglichen (Selbsthilfegruppe Impotenz, o. J., o. S.). Manche Betroffene nutzen dieses Hilfsmittel nicht direkt in der erotischen Situation, sondern eher als Training zur Förderung der Schwellkörperdurchblutung und oftmals in Verbindung mit einer Anspannung der Beckenbodenmuskulatur.

„Lass uns offen darüber reden"

„Lass uns offen darüber reden!" Mit diesen Worten wendete sich eine Frau in Todesnähe an ihren Partner. Die Sehnsucht, den anderen zu spüren, sich gegenseitig die zärtliche und sexuelle Liebe zu schenken und dadurch die Anbindung an das ewige Leben zu fühlen, wurde von Tag zu Tag stärker. *„Ich liebe dich mit allem, was ich bin. Ich möchte in deinen Armen liegen und deinen nackten warmen Körper spüren. Ich sehne mich danach, mit dir und deinem ganzen Wesen zu verschmelzen."* Da ihr Leib mit Wasser durch den Aszites druckempfindlich war, überlegte das Paar, in welcher Position der Sexualakt für beide lustvoll und für die sterbende Frau möglichst ohne Anstrengung erfahren werden könnte. Sie entschieden sich für die Löffelchenstellung. Zuvor nahm die Patientin eine schmerzlindernde Medikation zu sich. Das Paar zelebrierte die Vorbereitungen in ihrer ganz individuellen Weise. Sie nahmen ein nach Rosen duftendes Wannenbad. Dem Wasser wurde etwas Salz beigemengt, um das subjektive Druckempfinden durch das Bauchwasser zu lindern. In dieser Weise konnten sie gemeinsam ein letztes Mal innig sein. Der Mann trägt dankbar die Erinnerung an die Stunden der gemeinsamen

zärtlichen Liebe in sich. Seine Partnerin schied wenige Tage danach friedvoll aus dem Leben.

Bowlby, J. (1973). Attachment and loss: Separation anxiety and anger. Volume II. New York: Tavistock Institute of Human Relations. Abgerufen am 30.11.2021 von https://abebe.zohosites.com/files/John-Bowlby-Separation-Anxiety-And-Anger-Attachment-and-Loss-Vol-2-1976.pdf.

Bowlby, J. (1999). Historische Wurzeln, theoretische Konzepte und klinische Relevanz. In G. Spangler & P. Zimmermann (Hrsg.), *Die Bindungstheorie: Grundlagen, Forschung und Anwendung* (S. 17–26). Stuttgart: Klett-Cotta.

Deutsche Krebshilfe (2014). Brustamputation – wie geht es weiter? Informationen und Entscheidungshilfen für Brustkrebspatientinnen. Abgerufen am 30.11.2021 von https://www.google.com/url?sa=t&rct=j&q=&esrc=s&source=web&cd=&cad=rja&uact=8&ved=2ahUKEwjY_MjA-oP1AhUUP-wKHQ4jAW4QFnoECAYQAQ&url=https%3A%2F%2Fwww.frauenselbsthilfe.de%2F_Resources%2FPersistent%2F37434e34513e51472995673b02b18a50f1bee094%2F2014-05-Brustamputation.pdf&usg=AOvVaw34dyZdcKcGsu0B8hwWmw1e.

DKG Deutsche Krebsgesellschaft (2021). Brustkrebs /Mammakarzinom. Abgerufen am 30.11.2021 von https://www.krebsgesellschaft.de/basis-

informationen-
krebs/krebsarten/brustkrebs.html.

Frankl, V. E. (1946). *Ärztliche Seelsorge.* Wien: Deuti-
cke.

Frankl, V. E. (1985). *Der Mensch vor der Frage nach dem
Sinn.* München: Piper.

Fremmer-Bombik, E. (1999). Innere Arbeitsmodelle
von Bindung. In G. Spangler & P. Zimmermann
(Hrsg.), *Die Bindungstheorie: Grundlagen, Forschung und Anwendung* (S. 109–119). Stuttgart:
Klett-Cotta.

Fromm, E. (2008). *Die Kunst des Liebens.* München:
Ullstein.

Harrer, M. E. & Weiss, H. (2016). *Wirkfaktoren der
Achtsamkeit – wie sie die Psychotherapie verändern
und bereichern.* Stuttgart: Schattauer.

Hartlapp, J. (o. J.). Stoma und Sexualität der Frau.
Abgerufen am 30.11.2021 von
https://www.ilco.at/sexualitaumlt-der-
frau.html.

Hillmann, K.-H. (1994). *Wörterbuch der Soziologie.*
Stuttgart: Kröner.

Kim, E. D. (2021). What is the role of Medicated Ure-
thral System for Erections (MUSE) in the treat-
ment of erectile dysfunction (ED)? Abgerufen
am 30.11.2021 von
https://www.medscape.com/answers/444220-
69973/what-is-the-role-of-medicated-urethral-
system-for-erections-muse-in-the-treatment-of-
erectile-dysfunction-ed.

Leitlinienprogramm Onkologie (2018). Interdisziplinäre S3-Leitlinie für die Früherkennung, Diagnostik, Therapie und Nachsorge bei Mammakarzinom. Langversion 4.1. Abgerufen am 30.11.2021 von https://www.leitlinienprogramm-onkologie.de/fileadmin/user_upload/Downloads/Leitlinien/Mammakarzinom_4_0/Version_4.1/LL_Mammakarzinom_Langversion_4.1.pdf.

Mauer, M. C., Petersen, Y., Loetz, C. & Frick, E. (2014). Trennungsunsicherheit am Lebensende – spirituelle und bindungstheoretische Perspektiven. *Zeitschrift für Palliativmedizin, 15*(2)*, S. 70–77.

Onkopedia (2018). Mammakarzinom der Frau. Abgerufen am 30.11.2021 von https://www.onkopedia.com/de/onkopedia/guidelines/mammakarzinom-der-frau/@@guideline/html/index.html.

Österreichische ILCO (o. J.). Sexualität des Mannes. Abgerufen am 30.11.2021 von https://www.ilco.at/sexualitaumlt-des-mannes.html.

Saunders, C. (1993). *Hospiz und Begleitung im Schmerz. Wie wir sinnlose Apparatemedizin und einsames Sterben vermeiden können.* Freiburg im Breisgau: Herder.

Selbsthilfegruppe Impotenz (o. J.). PDE-5-Hemmer. Abgerufen am 30.11.2021 von https://impotenz-selbsthilfe.de/therapie/pde-5-hemme/.

Zettl, S. (2000). *Krankheit, Sexualität und Pflege – Hilfestellung für den Umgang mit einem Tabu.* Stuttgart: Kohlhammer.

Zettl, S. & Hartlapp, J. (2008). *Krebs und Sexualität. Ein Ratgeber für Krebspatienten und ihre Partner.* Berlin: Weingärtner.

Publikationen von Sabine Wöger, erschienen im BoD-Verlag

Demenz. Wissenswertes für Betroffene, Angehörige und Betreuende. 2., erweiterte Auflage (2019).

Kleine Studienhilfe zum Verfassen wissenschaftlicher Arbeiten. Praxisorientierte Grundlagen (2019).

Schöpfen von Handpuppen in der Existenzanalyse und Logotherapie. Ein Buch für kreative Psychotherapeut*innen (2019).

Fallsequenzen aus der Existenzanalyse und Logotherapie (2020).

Krisenhilfe. Ein Buch für die Psychologische Beratung auf Basis der Logotherapie (2020).

Rituale in Alten- und Pflegeheimen. Gestaltung von Trauer- und Abschiedskultur (2020).

Kalkutta – Indien. Volontariat in Einrichtungen von Mutter Teresa (2021).

Mediation. Wissenswertes für Psychologisch Beratende (2021).

Gewissen und Schuld. Wissenswertes und Praxiswerkzeuge für psychologisch Beratende (2021).

Erlebenswelten (2022).